AF597207

REBOUTEURS

ET

CHARLATANS

PAR

FRANÇOIS DE VALLIÈRES

MACON

IMPRIMERIE BELLENAND

1882

N° 37 1882

T21 498

REBOUTEURS

ET

CHARLATANS

PAR

FRANÇOIS DE VALLIÈRES

T121

REBOUTEURS

ET

CHARLATANS

I

Que faire en un gîte, à moins que l'on ne songe ?

Rien assurément : — pardon, je ne suis pas de cet avis, il y a mieux, c'est de lire.

Le songe, en effet, n'est pas toujours agréable; placé sous la dépendance de l'imagination, il subit comme elle l'influence des milieux, et ses contours se voilent ou s'illuminent selon que la pensée vagabonde se repose en de gracieux souvenirs, ou s'appesantit sur les tristesses plus nombreuses de la vie.

Mais le livre, quel complaisant ami ! Comme il sait satisfaire nos désirs, émouvoir ou consoler nos âmes, ramener sur nos lèvres le sourire qui s'efface ! Aussi, quelle que soit la disposition de mon *moi*, dès que j'ai quelques loisirs, je prends un livre et lui demande quelque chose de bien, de curieux ou de beau.

Fidèle à cette habitude et tranquille ce matin au coin de mon feu de sarments qui pétillaient et se tordaient sous les caresses de la flamme, je relus un ouvrage que j'aime entre tous, car il renferme l'accent joyeux qui déride le front, associé dans une gamme savante, à la note mélancolique et grave qu'il est bon d'entendre résonner parfois comme un enseignement. Cet ouvrage, qui a nom *Le Médecin des villes et des campagnes*, est une physiologie charmante et complète du citadin et du paysan, avec leurs qualités et leurs défauts. C'est de plus, pour le jeune praticien, un guide, un ami, un confident, dans lequel son auteur, le savant et regretté docteur Munaret, trop tôt enlevé à l'affection et à l'estime de ceux qui le connurent, a laissé pétiller son esprit, s'épanouir sa verve si gauloise, où il a mis surtout sa science d'observation et son cœur.

Car il fut un de ces hommes bien rares qui, arrivés au terme d'une carrière honorablement parcourue et au déclin d'une existence laborieuse et utile, jettent un long et philosophique regard sur les jours enfuis et les misères passées, et veulent, en faisant profiter les jeunes de leur expérience péniblement acquise, rendre les uns plus calmes et les secondes moins amères.

Or, le souvenir d'une plaisante aventure médicale aidant, je cherchai dans son livre le chapitre intitulé « Erreurs et préjugés », et, désireux de savoir tout ce que notre bon docteur avait su extraire d'une mine aussi féconde, je me plongeai dans la lecture des lignes qu'il lui consacre, me délectant, en gourmet, de la manière fine et mordante avec laquelle Munaret étale et fouaille les sottises qu'enfantent ces deux plaies atoniques de la médecine et du médecin.

II

N'est-ce pas d'un audacieux d'oser venir, après un tel maître en l'art d'écrire, parler à mon tour de ce rhabilleur qui est comme il le définit, « la plus à craindre de toutes les bêtes qui rôdent dans nos campagnes, car si elle ne dévore pas leurs habitants, elle les estropie » ; et de ce charlatan qui, habit brodé, doré, éblouissant et brillant de clinquant, harangue les foules crédules, les amorce par ses périodes ronflantes, les étourdit de son intarissable faconde, leur colloque ses baumes ou sa liqueur de longue vie ; puis, après les avoir dupées, les estime enfin à leur juste valeur lorsque, se gaussant de leur ignorance et de leur naïveté, il leur jette comme péroraison ces mots typiques, sanglante ironie de ses manœuvres et de leurs bêtises : *Du reste, mon baume se compose de simples, et tant qu'il y aura des simples ici, je ne m'en irai pas !!!*

Si j'entreprends cette tâche difficile, je me laisse guider seulement par le désir d'être utile à ceux qui liront ces lignes, et par l'espoir que, mis en garde contre les actions coupables et les honteuses supercheries de ces industriels de bas étage, ils sauront se garder de leur funeste intervention.

Donc, selon le précepte phrénologique, « je frotte la partie inférieure de mon coronal pour en faire sortir mes souvenirs, » et me convaincre par des faits « que la grande majorité des erreurs que signalait Joubert, il y a plus de deux cents ans, narguent notre siècle de lumière, assises effrontément sur les vingt volumes qui les attaquent, donnant audience à la foule qui veut être trompée », et j'entre hardiment dans mon sujet en commençant par le *Rebouteur*.

III

Rebouteurs, Orouscopes, Méges, Gaugnes, Bailleuls, Renoueurs, Voyants, Remaugeous, Sorciers, telles sont les nombreuses appellations qui servent à désigner cet être toujours ignorant auquel non-seulement des paysans et des ouvriers, mais encore des citadins et des gens relativement éclairés n'hésitent pas à demander conseil.

Le Rebouteur n'a pas de nom patronymique ; il se nomme le *père la Troche*, l'homme de *Toutenans*, d'après son mode opératoire, sa spécialité, où le lieu qu'il habite. Il n'a pas non plus d'origine bien déterminée ; pas d'attaches dans le pays. Un beau jour, il a ouvert boutique, et le public gobeur s'y est précipité.

Ce n'est pas un habitant des villes au bagout séduisant, à l'habit recherché ou simplement propre ; c'est un paysan dans toute l'acception du mot. Blouse, sabots, bonnet de coton ou casquette, pantalon de peau de diable, linge plus que douteux:

voilà sa tenue. A la campagne, se vêtir ainsi, se définit : *N'être pas fier !*

Homme ou femme, car le sexe faible est très fort pour s'adonner à ces pratiques extra-légales, le Rebouteur vit le plus souvent seul ; subvenant à ses besoins, vaquant à ses affaires, préparant ses charmes, sans réclamer jamais l'aide de qui que ce soit.

Sa demeure est modeste, comme il sied au *vrai mérite*. On n'y rencontre rien de ce qui faisait, en frappant l'imagination des masses, la puissance et la force des sorciers de nos pères. Franchement, je regrette cet *attirail méphistophélique ;* l'antre du voyant moderne manque de couleur locale ; il est terne comme la couche de poussière qui recouvre les quelques ustensiles de ménage, les *aisements* et pots égeulés qui occupent, sans les remplacer, les coins où s'étalaient triomphalement jadis les corneilles empaillées, les serpents à poses menaçantes, les tortues, les débris de squelettes, les cornues et les chaudières, attributs obligés de tout sorcier qui se respectait un peu.

Le Bailleuil est madré ; il tient du renard mâtiné du loup. Il refuse les services pour ne rien devoir ; il vit seul pour conserver son prestige, il cache son origine pour laisser le champ libre aux suppositions, toujours exagérées, mais toujours bienveillantes ; s'il daigne, en dehors de la *consulte,* répondre à quelque interrogateur, soyez persuadé qu'au besoin il trompera son monde, mais ne se laissera jamais surprendre lui-même. Son œil se voile, sa figure se fait bonasse, sa parole insinuante hésite, ses épaules courbent, comme s'il attendait la volée de coups de *gaule* qu'il mérite ; ou bien son regard brille, ses traits s'accusent, sa voix commande, sa taille se développe, selon que *póvre homme ai so pas prou clanguai po causai brament d'avou un m'sieu de la ville* (1) ou que, sorcier, il s'impose au docile naïf qui *vint cri eune herbage po le guari* (2).

On croirait, Dieu me pardonne, que le Remaugeou écoutait à la porte du cabinet de Buffon, lorsqu'après Montaigne, le grand naturaliste énonçait cette vérité, vieille comme le monde et qui a attendu six mille ans pour être formulée, à savoir : qu'il n'y pas de grand homme pour son valet de chambre ; ou bien encore qu'il a surpris sur les lèvres de Munaret le triste

(1) Pauvre homme, il n'a pas assez d'habileté pour s'entretenir convenablement avec un monsieur de la ville.

(2) Chercher un remède pour le guérir.

et désolé sourire qui devait les crisper, lorsque cet homme de bien et de science écrivait qu'il est encore plus facile d'être prophète en son pays que d'y acquérir la réputation d'un bon médecin.

IV

Mais, allez-vous objecter, amis lecteurs, si le Rhabilleur vit solitaire, comment donc peut s'établir la vogue dont il jouit, et se répandre le bruit de ses exploits ? Hélas ! je pourrais répondre que la Renommée, pour propager le mal, a des ailes plus diligentes que pour semer le bien. Tout le monde ne connaît-il pas Cartouche et Mandrin ? Qui connaît Socrate et les Sages ? Mais je ne me targuerai pas de cet exemple pourtant *ad hominen*, pensant qu'en discussion comme en escrime les coups droits ne sont pas les plus convaincants ; je ferai seulement remarquer que si le Renoueur silencieux et prudent se dérobe, il laisse croire et surtout il laisse dire. Or, nulle part une nouvelle imporportante ne se transmet aussi rapidement qu'à la campagne. Vous souriez en doutant de mon affirmation ; c'est un tort. Mais entendons-nous.

Par nouvelle importante, je ne désigne pas l'événement politique qui émeut le gouvernement, bouleverse les chambres et que la Gazette du chef-lieu explique tout au long. Non ; de ceci le paysan n'a cure ; et c'est merveille de le voir attablé le dimanche, buvant pour mieux chanter et chantant pour mieux boire, froisser de sa main puissante la feuille où s'étalent, en style plus ou moins académique, les élucubrations de nos faiseurs de constitution.

Mais je parle de cette nouvelle qui intéresse directement l'habitant de nos provinces, c'est-à-dire du prix des denrées, du temps qu'il a fait à la dernière foire, de l'épizootie qui décime les bestiaux, de la vente du lopin de terre que chacun convoite, de l'accident arrivé au cheval ou à l'enfant d'un tel, accident qui compromet un capital.

Si le gars est malade, on s'informe du genre de maladie, du médecin qui le soigne, des on-dit des commères ; et c'est à ce moment psychologique que l'interrogé annonce sans rire que Pierre serait déjà guéri si, dès le début, comme lui-même l'avait conseillé, on avait eu recours à l'homme de Toutenans ou au Voyant de Couhée. Alors les voisins discutent, clament, approuvent ; les verres s'emplissent et se vident avec une rapidité et un ensemble admirables, tandis que le premier orateur, qui parfois est un déluré compère, conte sur la maladie, le malade, le Remaugeou et le médecin cent histoires invraisemblables dont, quatre-vingt-dix-neuf fois sur cent, la conclusion est la suivante : — Pierre est malade, l'affection est grave, le médecin n'y connaît rien, et le Rebouteur, qui a déjà sauvé dix personnes, — murmures bienveillants, — et autant de têtes de bétail, — profonde sensation, — peut seul lui rendre la santé, la force et la vie.

Car, cela est triste à dire, non-seulement on préfère l'ignorant à l'homme qui a consacré les plus belles années de sa jeunesse à l'étude difficile et souvent périlleuse de la médecine, mais encore il est presque de règle d'absoudre sans conteste le résultat désastreux des pratiques du Rebouteur, alors qu'il n'y a pas assez d'eau à la rivière pour laver le médecin d'un insuccès.

Heureux ou malheureux, le Rebouteur conserve donc son prestige. Sa réputation, semblable à une épidémie, et aussi funeste qu'elle gagne de proche en proche, étend ses ravages et lui amène des dupes qui préfèrent perdre leur temps, leur argent et souvent un membre par suite de ses indignes manœuvres, plutôt que d'aller demander au praticien instruit, qu'elles ont souvent à leur porte, la guérison ou tout au moins le soulagement.

Pour ma part, et cela malgré la longue suite d'observations que j'ai pu faire, observations extrêmement nombreuses, si l'on veut bien considérer qu'elles comprennent celles que recueillirent mon aïeul et mon père pendant un exercice médical de plus de 70 ans, je n'ai vu qu'un ou deux cas à la suite desquels un insuccès a contraint le Rebouteur à cesser l'exercice de ses tristes expériences. Et encore ces insuccès avaient-ils portés non sur des hommes, mais sur des animaux; car il faut bien avouer que la plupart du temps le Voyant des bêtes est celui des hommes et réciproquement.

Il y a deux ans à peine que pareil fait s'est produit non loin de mon pays natal. J'ai toujours éprouvé un trop vif plaisir des rares déconfitures de mes terribles *confrères* pour résister à celui de vous conter la chose.

Une bonne femme qui attache grande confiance à la science des Remaugeous, probablement parce qu'il y a quelque trente ans, l'un de ces habiles opérateurs lui a introduit dans le conduit auditif une broche rougie au feu, sous le fallacieux prétexte de la débarrasser de névralgies faciales, opération qui du reste ne l'a débarassée que de l'ouïe, une bonne femme, dis-je, ayant sa vache malade, s'en fut trouver le Rhabilleur d'un petit village voisin dont la réputation, franchissant les limites étroites de son humble bourgade, s'était répandue radieuse dans le canton tout entier.

L'*homme de l'art* reçut sa cliente avec une dignité pleine d'indulgente grandeur. Après avoir écouté patiemment l'histoire de la vache depuis sa naissance jusqu'au jour néfaste de sa maladie ; après avoir subi les doléances de la bonne femme, entendu ses craintes et ses espérances, il sortit gravement sa main de sa poche et.... demanda quarante sous pour lui,— plus dix sous pour une huile spéciale dont seul il avait le secret, — plus quinze autres sous pour divers ingrédients qui, dans le cas présent, devaient donner de merveilleux résultats.

La commère, pleine de respect pour le grand homme, s'exécute sans sourciller, — Dieu et le médecin savent seuls cependant combien l'argent tient à la poche des villageois, — et s'empresse de le suivre dans une étable voisine, où, en face d'*une vache bien portante*, le Rebouteur se livre aux simagrées les plus compliquées, aux invocations les plus bizarres, où il marmotte des lambeaux de phrases sans suite, toutes choses fort importantes, qui, terminées par de nombreux signes cabalistiques tracés sur les reins de la bête, devaient enlever au même instant et malgré la distance le mal dont souffrait la vache de sa crédule cliente.

Le grand œuvre terminé, on sortit de l'étable, à la satisfaction de l'animal bien portant, qui, de son grand œil étonné, regardait ces rois de la création s'exténuant à prouver que le plus bête des trois n'était pas celui qu'on pensait; et notre femme, toute joyeuse, partit, convaincue de la guérison de sa vache, songeant en chemin aux profits qu'elle en retirerait encore. Le sorcier rentra chez lui compter son argent; et tout se serait passé le mieux du monde si.... notre nouvelle Perrette, en rentrant au logis, n'avait trouvé sa poche vide, sa famille en larmes, et sa vache trépassée.

L'affaire fit du bruit. La commère hurla comme hurlent les commères; les amies firent chorus, et le sorcier qui, s'il avait estropié trois malades, eût conservé intacte sa réputation d'homme habile, fut perdu par la mort de la vache, et obligé, comme je le disais plus haut, d'aller quérir ailleurs des dupes et des animaux.

V

Le Rebouteur n'est pas né d'hier, et sa méthode n'est pas nouvelle. Il a pris naissance avec la médecine elle-même ; il a trouvé les bases de ses manœuvres dans les ouvrages d'Hippocrate.

Du père de la médecine ? Oui, lecteurs, du père de la médecine ! Que voulez-vous, c'est encore là une de ces antithèses qui stupéfient, et dont pourtant la nature, la société, les hommes sont remplis. C'est en effet, dans le traité *De fracturis et de articulis* que se trouvent énoncées toutes les pratiques qui forment le fond de la science des Rebouteurs ; c'est là où il a appris à connaître les horribles machines dont il se sert ; c'est d'après les indications qu'il y puise qu'il ne craint pas d'opérer ; et qu'aujourd'hui encore, si un Remaugeou se trouve en présence d'une luxation des vertèbres en dehors, il n'hésitera pas à faire coucher sa victime sur le ventre, et que montant sur son dos, il repoussera la vertèbre luxée avec son pied. A ce traitement aussi original que dangereux, je préfère de beaucoup, les vingt-deux emplâtres de *graisse de chrétien* que, dans un cas semblable, un voyant plaça sur le dos d'une charmante demoiselle de seize ans que j'ai l'honneur de connaître.

Après Hippocrate qui leur fournit des règles, nous voyons Galien reconnaître une certaine valeur aux Remaugeous patentés que les Républiques antiques attachaient à leùrs gymnases. Un jour, en luttant, croyant s'être blessé, il nous apprend qu'il se remit aux mains du *maître de la Palestre*. Depuis Galien jusqu'à notre époque, bien des médecins se sont occupés du Rebouteur ; c'était là du reste une question d'hygiène générale si importante qu'elle ne pouvait échapper à l'attention du corps médical.

Je n'en connais guère qui aient accordé aux Renoueurs quelque créance. Pour la rareté du fait, je citerai cependant Percy et Fodéré. Ce dernier nous dit avoir eu l'incroyable bonne fortune de connaître un Mége n'étant pas absolument ignorant. Ce *confrère*, nommé Fleurot, qui appartenait à une famille de Rebouteurs célèbres, les Valdajos, voulut bien lui donner l'hospitalité, ainsi que quelques indications sur son état et les études par lesquelles ses pères et lui s'y préparaient.

Hippocrate, Galien, Percy, Fodéré, voici, allez-vous penser, de bien hautes autorités en faveur de ceux que je qualifie d'êtres malfaisants. Sans doute, et il y aurait matière à discussion, si, en leur fournissant des règles, Hippocrate n'avait pas agi exactement comme Monsieur Jourdain faisait de la prose, sans le savoir ni le vouloir,— si Galien, en ayant recours au maître de la Palestre, eût continué de réclamer son aide, ce qui n'eut pas lieu, — si enfin la bienveillance qu'après sa visite au sieur Fleurot Fodéré paraissait témoigner aux Rebouteurs avait persévéré. Mais, comme les roses, qui ont la réputation de se flétrir vite, cette sympathie se ternit en sa fleur. Au reste, il y avait sujet ; imaginez-vous qu'une Bailleule, *horresco referens !* — s'était glissée dans sa propre maison, à lui Fodéré, et en une seule séance, — c'est là le mérite, — avait presque réussi à estropier sa fille. Donnons lui la parole, le fait en vaut la peine.

« C'est ainsi, nous dit-il, que pendant que j'exerçais la médecine dans la petite ville de Martigues, une de mes filles, étant tombée pendant mon absence, fut portée chez une femme que l'on croyait aveuglément en possession de cet heureux héritage (*don de Dieu*), qui prétendit reconnaître une fracture du genou, étrangla l'articulation de bandes, ce qui causa des douleurs cruelles à l'enfant, lesquelles auraient eu les suites les plus fâcheuses si je ne fusse bientôt arrivé. »

Jacotot avait donc raison de le dire, tout est dans tout.

En effet, Hippocrate, dans un livre immortel, pose les bases de la médecine qui soulage, mais il fournit des règles au Rebouteur qui estropie.

Les philosophes positivistes formulent et expliquent les aspirations et les devoirs de la raison humaine qui, phare lumineux, éclaire et guide les peuples ; mais ils sapent la philosophie chrétienne qui les console.

Le génie de Bichat enfante le prodigieux ouvrage qui contient ses sublimes études sur la vie et la mort ; mais, dans un autre écrit, il donne presque une absolution en règle aux Bailleuls en affirmant que la chirurgie est simplement un don naturel.

En face de ces exemples, dont je laisse à chacun le soin de tirer la conclusion, je ne trouve rien d'aussi grand et d'aussi juste que le cri du prophète, répété par Bossuet à vingt-deux siècles de distance: *Et nunc erudimini !*

VI

Avant de présenter aux lecteurs un ou deux types de Bailleuls, faisons une légère excursion dans le domaine de leur langage ; car, malgré ses prétentions scientifiques, ou mieux à cause d'elles, le Rebouteur use de termes spéciaux pour désigner les différents remèdes qu'il emploie et les affections qu'il est appelé à traiter.

Les expressions consacrées par l'usage ne sauraient lui suffire. Parler comme le médecin, son odieux adversaire, ou comme le villageois, sa dupe soumise? Fi donc! pour qui le prendrait-on ! conserverait-il sa réputation de phénix de science si ses termes étaient ceux du commun des mortels ?

Aussi, imbu de ces mirifiques idées, les forge-t-il ses expressions! Et qu'on ne vienne pas lui faire observer que peut-être il se trompe, qu'il ajoute ou retranche de son chef une syllabe, qu'il estropie la grammaire, qu'il met les règles à la torture et l'Académie en déroute. Lui se tromper!

Allons donc !!! il est infaillible ! Absolument comme cette mère à qui sa fille faisant humblement observer qu'on disait: tomber en syncope et non en *sixcopes*, répliquait hautainement : « Ma fille, pour *une cope* de plus ou de moins, pourquoi vous permettre de me donner un démenti ! »

Afin de ne pas m'attirer quelque verte réponse de ce genre, je serai donc prudent, et sans présenter aux Mèges de stérils conseils, je me contenterai de rapporter quelques-uns de leurs termes favoris, d'où se dégage un parfum d'originalité et de terroir qui ne manque pas de saveur.

Avec eux, les tendons deviennent des *tendrons* ; — les rétentions d'urine, des *intentions* d'urine. — Ce sont les rebouteurs en renom qui seuls traitent ces intentions-là. Les douleurs rhumatismales se transforment en douleurs *rhumatissimales ;* elles se guérissent fort bien par l'emploi d'un pot de *véritable graisse humaine*, — difficile à se procurer, — comme les merles blancs ; — prix variable, selon la localité, le Remangeou et la simplicité de l'acheteur.

En outre, les nerfs se *foulent*; — les os se *démettent* ou *s'entresautent* ; les côtes *s'enfoncent*, enfin, ô Sappey, mon maître, prenez le deuil, *le crochet de l'estomac se dérange !!* affection très-grave ; car l'estomac qui est agrémenté d'un crochet, aussi délicat que sujet à caution, tombe alors. — on ne sait pas où, — étude à faire, — et le malade mourrait s'il était confié aux soins d'un médecin qui, niant et le crochet et la chute de l'organe, ne saurait reconnaître la redoutable maladie.

Je ne citerai que pour mémoire les fleurs *pastorales*, pour fleurs pectorales. — doux reflet de la vie champêtre. L'eau de *sel de lis*, pour l'eau de Sedlitz, — vague souvenir des Bourbons. Les *ébronchires* et les *évralgies*, lisez bronchites et névralgies, car je n'en finirais pas si je voulais seulement noter toutes les erreurs de langage des Remaugeous. Il faudrait un lexique spécial pour enregistrer les termes qu'ils emploient, consigner les crocs-en-jambe qu'ils donnent à notre langue, au grand ébahissement de leur clientèle courante qui, ne les comprenant que fort peu ou même pas du tout, s'enthousiasme pour le savoir de ces hommes qui sont si *forts*, que non-seulement leurs expressions elles-mêmes ne sont pas celles de tout le monde, mais encore plongent le médecin du bourg, qui pourtant vient de Paris ou de Lyon, dans de profondes méditations.

VII

Les naturalistes anciens et modernes n'ayant jamais parlé de l'animal nuisible qui a nom le Rebouteur, ni de ses différentes variétés, je vais m'efforcer de combler cette lacune regrettable et d'esquisser à grands traits les principaux caractères de quelques-uns des Remaügeous. Trois me séduisent particulièrement, ce sont : l'*Ourouscope*, le *Rhabilleur proprement dit* et le *Mège*, espèce assez rare, caractérisée par la possession du *secret*, du *don de Dieu*.

Ces trois variétés font partie de l'embranchement des vertébrés allantoïdiens et de la classe des mammifères. Ils présentent les mêmes caractères : sang chaud, — circulation complète, — cœur à quatre cavités, — corps ordinairement garni de poils, etc. ; mais ils s'en éloignent profondément par la forme des doigts qui sont fortement crochus, ce qui facilite la préhension des objets extérieurs, tels que l'or et l'argent, et surtout par un développement excessif de la sixième faculté animale de Gall, la destructivité.

Le genre de vie, les habitudes varient avec les sujets ; bien que la proie soit la même, les lieux d'habitation diffèrent. La variété Ourouscope, se rencontre de préférence proche les petites villes et les bourgs importants ; le Rhabilleur s'épanouit en pleine campagne, à proximité des villages et des hameaux.

Ces indications inédites sur le genre Rebouteur en général étaient indispensables avant de passer à l'étude superficielle des trois types que j'ai choisis.

L'Ourouscope, ou médecin *aux urines*, ne s'occupe que des maladies internes. Il diagnostique et soigne de son cabinet les affections pour lesquelles on vient le consulter, après avoir toutefois examiné religieusement et d'un air entendu la fiole de liquide plus ou moins jaune qu'on lui présente et qui doit venir du malade. Comme c'est un seigneur très recherché, on ne l'aborde pas immédiatement. Je ne sais s'il se plaint de sa grandeur qui, à l'instar de celle du Roi-Soleil, l'attache au rivage ; ce qu'il y a de certain, c'est *qu'accablé par ses nombreux travaux*, l'Ourouscope, qui, aux profits de la médecine, ajoute ceux de la pharmacie, n'est jamais visible, lorsque se présente le consultant, lequel doit, en compagnie d'autres clients, où de la servante du *maître*, faire antichambre pendant un certain temps.

L'attente a naturellement lieu, soit chez l'Uromane lui-même, soit au cabaret du bourg. Dans les deux cas, on cause ; on parle longuement de la situation pécuniaire des consultants, de leurs familles, de leurs malades, de leurs genres de vie, choses bonnes à connaître et à entendre, comme vous allez en juger par le récit suivant, que j'emprunte au docteur Munaret, et qui aura le double avantage de vous tracer, en quelques lignes, et de main de maître, les portraits de l'Uromane et de sa dupe.

Le Monsieur (l'Ourouscope) le reçoit (le paysan) avec un laconisme grave et affecté, au milieu de ses livres et de ses bocaux pêle-mêle entassés.

Après avoir demandé et reçu la fiole, il l'examine, l'agite, l'examine encore, la laisse reposer au soleil ou à l'ombre, et de nouveau l'examinant, il finit par apprendre au paysan ébahi, — avec plus d'assurance qu'un aruspice lisant dans le gésier d'une volaille l'issue d'un combat, — que la personne à qui appartient cette urine est du sexe féminin ; — qu'elle est âgée de trente-deux ans ; —

qu'elle a épousé en secondes noces le porteur de la fiole ; qu'elle habite le village de *** ; — qu'elle a eu trois enfants, dont un est mort ; — qu'elle a éprouvé des chagrins domestiques ; — et qu'enfin elle est menacée d'hydropisie !!

— Mais, tranquillisez-vous, ajoute-t-il, j'ai votre *affaire* : des herbages, et ma poudre !

— Et combien vos remèdes ? demande le mari, mettant avec anxiété la main à sa bourse.

— C'est un prix fixe, mon ami ; dix francs pour les malheureux et vingt francs pour les bourgeois. Mais, comme j'exerce mon art plutôt pour narguer la jalousie des médecins, dont je guéris tous les malades, que pour *gagner ma vie*, je ne vous demande rien pour ma consultation.

— Quel brave homme ! dit le paysan à ses voisins ; il ne m'a rien demandé pour sa peine. Quant à ses drogues, ma foi, c'est du bon ! Dix francs ! ni plus ni moins ; et encore, il m'a dit qu'il les faisait payer vingt francs aux autres !!

Le lendemain de son arrivée, le traitement commence ; mais l'hydropisie semble empirer sous l'influence du cornet de *vulnéraire* et du *paquet de magnésie* ; et quelques mois après cette consultation, qui tenait du sortilège, l'enflure guérit sans paracenthèse par la naissance d'un *quatrième enfant*, sur le front duquel on aurait pu inscrire cette sentence de Tissot : « Quiconque ordonne des remèdes sans autre connaissance du mal que l'inspection de l'urine, est un *fripon*, et le malade qui les avale est une *dupe.* »

VIII

Je vous présente le Rhabilleur.

Il est entre deux âges, ni gras, ni maigre, ni grand, ni petit ; juste à point en un mot ; possédant assez d'années pour inspirer confiance et assez de jeunesse pour garder toute sa vigueur.

Dans le pays où il règne en maître, personne ne peut lutter avec lui de popularité. Chacun le connaît, le salue, lui parle, le recherche, le choie. Tout en se tenant sur la réserve, ce qui lui permet d'éconduire les curieux, il ne dédaigne pas ces marques de déférence, qu'il accueille toujours avec une suprême fatuité. Ne les lui doit-on pas ? Il ferait beau voir qu'on ne lui rendît pas justice ! Que le paysan ne salue pas le docteur, rien de plus naturel ; qu'est celui-ci, en somme ? Un faiseur, qui se croit savant parce qu'il est resté six, huit ou dix ans dans une école, à courir les hôpitaux, à suivre les cours, à fréquenter les amphithéâtres ! Un gâte-métier, qui, pour se faire bien venir, va voir des malades qui ne le paieront pas, et, dans certains cas, leur porte en outre des remèdes! Un fier, qui ne veut pas seulement trinquer avec les amis!

Lui, Rhabilleur, ne se chauffe pas de ce bois-là! Il est *franc comme l'osier* et *pétaradant comme la poudre.* Il se fait payer, c'est vrai, mais au moins il en donne pour l'argent qu'il palpe, et on reconnaît ceux qui ont passé par ses mains.

Sans doute, bourreau, qu'on les reconnaît, et ce n'est pas difficile.

Voyez-vous ce malheureux, dans la force de l'âge, estropié du bras droit? Il était agile, dispos, alerte et fort, il y a une année à peine. Ses mains calleuses ne boudaient pas à l'ouvrage, et chaque soir, il apportait, joyeux, le pain de la famille, gagné à la sueur de son front. Aujourd'hui, il tend à la charité sa main mutilée; son foyer est froid, et souvent, hélas! l'unique repas du jour parcimonieusement mesuré.

Que s'est-il donc passé? C'est aussi triste que simple.

Il y a quelques mois, il est tombé; le bras en écharpe, il vient trouver le médecin qui, après un examen consciencieux, n'a constaté qu'une contusion et a mis sur le compte d'un engorgement consécutif à la chute la raideur et la gêne dont le blessé se plaignait. Rentré chez lui, saturé de conseils, d'explications, de recommandations, et muni de quelques remèdes appropriés à son état, le paysan s'est inquiété. Il a eu peur que le médecin n'ait pas reconnu son mal ; il a hésité à employer ce qui lui était conseillé !

Sa femme a parlé de ses craintes à la voisine, et cette dernière, après une raisonnable quantité d'exclamations aiguës qui avaient la prétention de traduire la part bien vive qu'elle prenait au malheur de sa commère, a insinué qu'on ferait peut-être bien de faire venir le Rhabilleur.

Idée lumineuse ! Vite on court, on ramène l'oracle qui fait une première grimace à la vue du malade, en esquisse une seconde en apprenant qu'on a d'abord eu recours au médecin, prend le bras, le touche sans délicatesse, ce qui provoque une troisième grimace, du patient, cette fois ; enfin, diagnostique une foulure de nerf, ôte son habit et commence ses manœuvres.

Ses larges mains saisissent le membre, le malaxent, le tirent, le fléchissent, l'allongent, le refoulent, le pressent, malgré les cris désespérés de la victime, jusqu'à ce qu'un craquement fictif ou réel, annonçant la remise en place du nerf foulé, mette fin à cette scène de torture.

Un soupir de soulagement dilate la poitrine du blessé qui regarde tristement son bras, tandis que le Rhabilleur, pour reprendre des forces, lampe le grand verre de vin ou d'eau-de-vie qu'on s'est empressé de lui offrir. Puis, il étrangle le bras de bandes et d'attelles, se fait payer largement et part en grommelant contre la sottise du médecin, avec la conscience du devoir accompli.

Mais, hélas ! quelques jours après, le bras s'enflamme, augmente de volume, devient le siège d'intolérables douleurs. Le malade exaspéré veut délivrer son membre des bandes qui le compriment ; on s'y oppose, car le Rhabilleur a défendu d'y toucher avant un temps déterminé, et la torture continue,horrible et de tous les instants. Enfin, le terme fixé arrive, on regarde; que trouve-t-on souvent? Un membre gangrené. « J'ai vu, dit le docteur Munaret, quatre fois cette horrible terminaison! » Or, il y a 24,000 médecins en France; si le quart seulement d'entre eux, soit 6,000,se trouvent,pendant le temps moyen de leur exercice professionnel, qu'on peut, sans exagération, fixer à vingt-trois années, en présence non de quatre, mais de deux cas identiques, cela représente un total effrayant de 12,000 malheureux estropiés qui, tous les vingt-trois ans environ, le sont par la faute des seuls Rhabilleurs proprement dits.

La confiance du paysan sera-t-elle ébranlée par d'aussi funestes exemples ? Reconnaîtra-t-il l'inutilité et le dommage des agissements du Rhabilleur ? Hélas ! non. Si les leçons avaient porté des fruits, cette misérable corporation aurait été ensevelie depuis si longtemps sous le poids de la réprobation universelle que je n'aurais pas à en parler. Mais rien ne l'atteint, ni ne l'abat : ni l'exemple, ni l'expérience, ni le souvenir. Un bras est ankylosé, perdu même, soit ; c'est un malheur, mais le Rhabilleur n'en est pas responsable, il a opéré comme il le devait ; c'est la mauvaise *chance* qui tombe *sur le pauvre monde* qui est seule coupable, ou bien la conséquence d'un *mauvais sang pourri qui est sorti par la peau*, ou encore la faute du médecin qui n'y a rien connu.

Car, aux yeux des villageois et de la bonne moitié des citadins, le médecin ne connaît rien aux *foulures*, aux *tressautements*. La réputation si justement méritée, la science, l'habileté opératoire des maîtres, ne pèseraient pas une once sur le plateau d'une balance où, du côté opposé, on mettrait le renom du premier Rhabilleur venu ; et tel habitant de nos campagnes et de nos petites villes qui, pour le traitement des maladies de causes internes, a recours au médecin et dédaigne l'Ourouscope et le Voyant, rejette sans scrupule ce même docteur qui le soigne avec succès et affection depuis de longues années, s'il s'agit d'une fracture ou d'une luxation.

Plusieurs fois, je fus à même de constater la ténacité de ce préjugé ; cependant il est si monstrueux que je crois devoir apporter des preuves à l'appui de mon affirmation.

En 1869, mon père fut prié de se rendre auprès d'un jeune homme, fils unique de riches cultivateurs aisés, qui, disait le messager, était atteint d'une manière très grave.

Arrivé auprès du malade, mon père reconnut, en effet, tous les symptômes d'une affection typhoïde, et, comme pour mieux l'examiner, il soulevait les draps et découvrait l'abdomen, il aperçut un appareil aussi compliqué qu'original qui, maintenant une des cuisses immobile, paraissait fort incommoder le patient. Mon père questionne, s'étonne des réponses embarrassées des parents, veut toucher..... mais une main vigoureuse l'arrête en même temps qu'on lui avoue que le jeune homme s'étant *démis l'os de la jambe*, on avait été chercher la femme de Saint-Maurice qui l'avait remis avec une extrême habileté, lui laissant entendre, que lui, docteur, n'aurait pu y réussir aussi complétement, ces choses-là n'étant pas du ressort du médecin.

Bien avant 1869, et depuis sans doute, pareils faits ont eu lieu, entourés d'incidents plus ou moins comiques qui provoqueraient le rire s'ils n'excitaient la pitié. Ecoutons le docteur Munaret en relater un autre du même genre.

L'un de mes vénérés maîtres, nous dit-il, le docteur Janson, ancien chirurgien en chef de l'Hôtel-Dieu de Lyon et professeur de clinique, vit aujourd'hui retiré dans sa campagne du Beaujolais. Un jour, il voit entrer son fermier tout effaré :

— Ah ! monsieur ! venez s'il vous plait à notre aide ; mon fils vient de se casser le bras !

— Allons, mon ami, s'écrie le chirurgien en se levant comme un jeune homme, allons panser le pauvre garçon.

— Oh ! je vous remercie bien, monsieur, reprend le paysan, mais ce n'est pas ce que je voulais ; j'étais seulement venu vous prier de me prêter votre voiture pour le mener chez le Rhabilleur !

L'histoire est trop jolie pour que j'y ajoute une seule réflexion.

IX

Notre troisième héros est le Mège ; pour lui, je serai bref. Comme je l'ai déjà dit, il tend à disparaître, et, dans quelques années peut-être, il n'existera plus qu'à l'état de souvenir. En tout état de cause, et en vertu du proverbe : entre deux maux, choisir le moindre, — je préférerais le sentir vivace et voir s'éteindre la nombreuse et féconde lignée de ses deux frères aînés, l'Ourouscope et le Rhabilleur ; car si ces derniers sont malfaisants et dangereux par eux-mêmes et par leurs pratiques, le Mège n'est que curieux, et ses manœuvres la plupart du temps inoffensives. C'est un *filantrope* ; il fait profiter ses semblables du bénéfice de son *secret* par pure bonté d'âme, par respect pour la tradition qu'il a reçue de ses pères, par reconnaissance pour la *source surnaturelle* où eux-mêmes l'ont puisée. Ce secret, du reste, ne s'adresse qu'à des cas restreints, dont les plus curieux sont *la chute de l'estomac*, celle de *la luette* et la *pate d'oie*.

L'*homme au secret* est presque toujours un vieillard, qui se distingue des autres Remaugeous en ce qu'il est depuis longtemps dans le pays qu'il habite et qu'il y mourra. Simple, peu intéressé, serviable, il discute même les origines de son *pouvoir* et accepte assez volontiers les plaisanteries au gros sel qu'il provoque lorsqu'il expose la façon plus ou moins merveilleuse dont ce *pouvoir* est entré dans sa famille et s'y est transmis. Quant à l'efficacité du don, il y tient, y croit, en parle avec enthousiasme et amour. Ne le heurtez pas sur ce point, et vous vivrez avec lui en bonne intelligence. Profitez de l'estime que vous lui inspirez pour surveiller ses démarches, prévenir ou atténuer ses erreurs, ce qui sera facile, car le Mège ne traite que la prétendue maladie dont il possède la panacée, et, s'il souffre lui-même de quelque affection qui ne rentre pas dans son cadre nozologique, il ira de son plein gré consulter le médecin auquel il reconnaît le savoir et le pouvoir de guérir.

J'ai failli posséder le *secret* de l'un de ces Mèges, et je regrette aujourd'hui, pour la première fois peut-être, d'avoir manqué cette rare bonne fortune que j'aurais été heureux de faire partager à mes lecteurs. L'histoire est courte et touchante ; à ce double titre, elle sera ici à sa place et contribuera à effacer les tristes impressions qu'ont fait naître l'exposé et le résultat des pratiques du Rebouteur et de l'Uromane.

Au début de cette causerie, s'il vous en souvient, lecteurs, j'ai cité le père La Troche ; c'est le héros de mon récit.

C'était un grand vieillard, valétudinaire, calme et grave, courbé par le poids des ans, qui, au déclin de sa vie, venait souvent à la maison, et que mon père visitait parfois lorsqu'en tournée médicale il traversait son village.

Le bonhomme possédait le *don* ; une fortune, disait-il, s'il voulait l'exploiter ! Ce *don* qu'il avait reçu de son père, qui lui-même le tenait de son aïeul, ce *don* que les aînés se transmettaient de génération en génération comme la plus belle part d'héritage, allait se perdre avec le père La Troche, qui, parvenu à l'âge vénérable de 92 ans, avait vu s'éteindre sa nombreuse lignée.

Sentant venir la mort, il jetait les yeux autour de lui, cherchant à qui transmettre son secret, lorsqu'il se souvint des conseils, des secours et de la sympathie qu'il avait trouvés dans notre maison.

Alors, il fit un effort et vint pour confier à mon père son seul trésor, et, simplicité charmante, le payer ainsi en un jour de tous les soins qu'il en avait reçus. Malheureusement, la profession médicale en province ne laisse pas de loisirs : mon père était absent ; seule, ma mère était au logis. Elle reçut le père La Troche, écouta son offre, le remercia de sa généreuse intention, le contraignit à se restaurer, mais le laissa repartir sans avoir consenti à connaître le *don* que le pauvre homme emporta dans la tombe peu de temps après.

Ne croyez pas, cependant, que ma mère fût moins curieuse que ses sœurs, les femmes ; comme toute fille d'Eve, je pense qu'elle ne déteste pas l'imprévu, et qu'elle dut lutter pour résister à la tentation. Mais elle avait vingt ans, et, pour posséder le *secret*, il fallait livrer sa tête et sa chevelure aux mains du vieux Bailleul; elle n'a pu s'y résigner.

Le *secret* était le suivant : Rattacher la *luette*, lorsqu'elle s'est *décrochée*, en saisissant et en tirant *trois cheveux* formant touffe, en patois *troche*, cheveux spécialement affectés à cette fonction, et que toute personne honnête porte au sommet de la tête.

Le père La Troche n'a jamais dit en quel endroit; dans le cas précité, on devait, chez les chauves, tirer les trois cheveux sauveurs !

X

Si je n'avais pas la certitude absolue de rester au-dessous de ma tâche et de chercher vainement sur ma palettte les couleurs qui me sont nécessaires pour tracer la silhouette du charlatan, je n'oserais commencer cette esquisse.

La phalange en est si serrée et la puissance en est telle que je ne me sentirais pas le courage d'affronter leurs colères et que, malgré l'adage si connu, bien faire et laisser dire, je plierais bagage avec un empressement qui sentirait la déroute. Heureusement que là où serait indispensable l'habile pinceau d'un maître, je n'emploie que la brosse hésitante d'un rapin, et cette infériorité flagrante, bien loin de me nuire, me sauvera ; car, grâce à l'orgueil et surtout au sot orgueil, ce grand outil du diable, comme le nomme Joseph Bernard, personne ne se voudra reconnaître dans le croquis que j'expose aux regards critiques du public.

Le charlatan est vieux comme le

monde, il lui serait même antérieur si j'en crois un curieux écrit du XVIIe siècle, intitulé: *le Charlatan découvert*, dans lequel je vois l'astucieux Satan jouer ce rôle dans le Paradis terrestre. Sans endosser la lourde responsabilité d'une telle insinuation qui aurait le double désavantage de soulever des controverses et de me brouiller avec messire Lucifer, et sans remonter aussi loin, nous voyons l'antiquité nous transmettre quelques noms de charlatans en vogue, comme Eudamus, Chariton, Clodius, et, passez-moi, lecteurs, cette faiblesse, j'ai toujours frissonné en songeant au nombre fabuleux de victimes que ces braves durent envoyer au vieux Caron, pour en arriver à ce point que leur mémoire, franchissant la longue suite de siècles qui nous sépare, soit parvenue jusqu'à nous.

En France, le charlatanisme, tel que nous le définissons aujourd'hui, date du XVIe siècle. Je n'en finirais pas si je voulais seulement citer les noms de tous les charlatans de quelque notoriété qui, depuis cette époque, ont sillonné notre sol, à commencer par Halary, Vanard et Jean des Vignes, pour terminer à Duchesne, un des rois du genre, qui, ficelé dans un sac et n'ayant de libre que les bras, tirait un coup de pistolet de la main gauche et arrachait une dent de la main droite !! Ce qu'il importe de savoir, c'est que dans notre pays, l'âge d'or pour les charlatans fut la période comprise entre 1793 et 1815. Les Facultés de médecine supprimées au moment du grand cataclysme révolutionnaire laissèrent en effet le champ libre aux exploiteurs de la crédulité publique, et le nombre fut incalculable de tous les guérisseurs qui inondèrent alors les places de nos villes et de nos campagnes.

Comme je suis partisan de la justice, surtout envers des adversaires, je me fais un devoir de confesser que si leurs remèdes étaient nuisibles ou sans vertu et leur savoir nul, leur esprit par contre se trouvait à la hauteur de leur difficile métier, et que s'ils vendaient fort cher de mauvaises drogues, ils répandaient gratuitement les gerbes éblouissantes de leur faconde sur les foules qui se pressaient auprès de leurs tréteaux. Pour preuve de ce que j'avance, écoutez, amis lecteurs, le commencement de la harangue d'un charlatan de cette époque, digne continuateur des maîtres dont je vous citais les noms, de ces maîtres qui faisaient rire « des pieds jusqu'à la tête, » comme l'on disait jadis :

« Je guéris et je préserve, mesdames et messieurs, non-seulement sans avoir recours aux préparations pharmaceutiques, mais encore sans consulter les indications des urines, des selles, sans avoir besoin de tater le pouls, de faire tirer la langue, lever les jupes, sans presque m'inquiéter du nom du siège, de la classification, de l'étymologie, de la définition de la maladie, non plus que de son genre de complications et même sans voir les malades ; autant de choses dans lesquelles vous voyez que je diffère du médecin ! »

XI

Il y a aujourd'hui deux variétés dans le genre charlatan : l'une qui périclite, l'autre qui prospère et multiplie avec une effrayante fécondité. Et, chose plaisante, c'est l'espèce la plus sotte et la plus dangereuse qui fleurit, et la variété la plus curieuse et la moins nuisible qui s'étiole. « L'idiote suffisance du charlatan en chambre étouffe le rire salutaire du charlatan vagabond et pailleté ? » A quoi tient ce non sens chez un peuple qui s'intitule de lui-même le plus spirituel de la terre ? La réponse à semblable question est tant soit peu délicate, à moins qu'on ne dise que c'est peut-être parce qu'il est, à son avis, le plus intelligent, que ce peuple veut, pour ne pas décourager ses voisins, faire montre d'une incomparable naïveté, qui ne serait en somme que de la charité chrétienne.

Quoiqu'il en soit, de l'immense légion charlatanesque je ne produirai que deux types, les deux seuls, qui, du reste, nous intéressent, c'est-à-dire ceux de ces hommes qui, couverts d'oripeaux ou revêtus d'habits noirs, s'accordent également la science infuse et mettent tout à la fois leur gigantesque escarcelle sous les yeux de leurs dupes, et leur prétendue puissance curative au service des malades. Quant aux autres charlatans, engeance malfaisante et avide, qui, sous mille costumes divers, exploite Jacques Bonhomme, excite ses instincts mauvais, éveille ses passions, flatte ses vices, applaudit à ses violences, vit de ses superstitions, le trompe, le bafoue, le ruine, pour le rejeter enfin sans pudeur ni pitié lorsqu'il a extrait de ses moëlles le possible et l'impossible ; quant à ces charlatans-là, je les laisserai poursuivre en paix le cours de leurs tristes exploits, bien persuadé qu'un jour ou l'autre, quelque ami véritable du peuple, les prendra à partie et saura les démasquer.

Pour moi, me glissant dans la foule qui, attentive et charmée, les entoure, ou pénétrant dans le cabinet somptueux où ils trônent, je vais bien vite écouter mes charlatans, et, les prenant sur le vif, vous les montrer dans tout leur brio, leur pompe et leur éclat.

XII

Le charlatan en chambre est un produit de nos sociétés modernes. L'époque difficile et troublée où nous vivons est un milieu qui convient à cet industriel observateur, actif, intelligent, qui met toutes les ressources d'un esprit d'intrigue incroyable au service d'une avidité sans bornes et d'un profond mépris pour ceux qu'il *daigne* exploiter.

Epicurien sceptique, il ne croit ni aux autres, ni à lui-même. Son Dieu est l'argent ; ses moyens, la réclame ; son but, la richesse ; son levier, l'ignorance et la crédulité.

En général, le charlatan en chambre n'a pas du premier coup d'aile atteint la situation brillante qu'il occupe ; il est parti de bas. Longtemps il a lutté et s'est heurté aux nécessités de la vie. Humble artisan, enfant perdu du journalisme où des écoles, il a beaucoup souffert, observé plus encore. Les épines de la route ont saisi et retenu lambeau par lambeau un peu de son cœur, de son intel igence, de ses illusions, de sa foi. Au contact des deshérités qu'il côtoyait dans ses luttes premières, et à la vue des heureux où des indifférents qui dédaignaient ses efforts et sapaient ses espérances, il a senti s'accroître son dédain et sa colère pour une société marâtre, et grandir ses désirs de richesse à tout prix.

Il a compris que l'opulence n'est pas seulement, selon le mot de Mme Cornuel au financier Bourvallon, *l'avantage qu'un maraud peut avoir sur un honnête homme*, mais qu'elle est surtout le moyen de se donner, dans une société dévoyée et abâtardie, toutes ces satisfactions de la vie, dont il était altéré et qui le fuyaient toujours.

Alors, il a quitté le droit chemin, ce chemin escarpé et sombre de la lutte, des déceptions, des épreuves, souvent de l'âpre misère ; ce chemin qui use le corps, blanchit la tête, exige de ceux qui le montent sans faiblesse du courage, de l'énergie, plus encore, de la vertu ; et il s'est jeté dans la voie large, fleurie et joyeuse de l'intrigue qui, en d'irrésistibles mirages, montre l'or comme récompense suprême et suprême bonheur !

A partir du jour néfaste de sa transformation, le charlatan a exploité tout le monde avec autant d'âpreté que d'impudeur. Sans honnêteté, il a singé l'honneur; dépourvu de science, il a simulé le savoir ; pauvre, il a feint la richesse; inconnu de tous, il s'est prodigué les titres les plus sonores, les certificats les plus flatteurs ; enfin il a jeté aux yeux de ce monde égoïste qui le dédaignait naguère tous les éclats menteurs d'une fausse renommée.

Cette parodie audacieuse et malsaine lui a réussi; il trône aujourd'hui du haut en bas de l'échelle sociale, et voit croître chaque jour le nombre de ses dupes et de ses imitateurs.

La médecine, plus que toute autre profession, est atteinte de cet horrible mal. C'est une conséquence mathématique du rôle si important du médecin dans la société et de la multitude de ceux qui souffrent. L'homme malade de corps cherche partout le soulagement de ses maux; il le demande à tous; mais, guidé par la douleur, cette blême Antigone de l'humanité, il s'adresse surtout à ceux dont le nom répété par les mille voix de la presse frappe chaque jour ses oreilles et fatigue ses yeux. De là ce crédit monstrueux du charlatan en chambre et son cynisme, qui n'ont d'égal que la confiance de ses dupes et la tolérance inconcevable des écoles et du gouvernement.

A ceux de mes lecteurs qui eurent à souffrir des pratiques du charlatan en chambre, je n'ai rien à apprendre sur la manière d'être de cet individu. A ceux qui ne le connaîtraient que de nom, je ne veux rien en dire, car je pense qu'en médecine surtout il est certains maux qu'un praticien délicat et sérieux doit couvrir d'un voile et cacher à tous les regards.

C'est pourquoi, bien que l'espèce en soit considérable, je ne donnerai aucune indication sur ce type caractéristique du charlatan en chambre, qui est plus encore le résultat des lacunes et des vices de notre civilisation que le fils de ses œuvres. Guider et conseiller, voici le rôle du médecin ; ce rôle, quelle que soit mon indignité, je l'ai rempli en marquant d'un signe le charlatan en chambre. Aux lecteurs et surtout aux législateurs à remplir le leur : les premiers, en suivant les conseils qu'on leur donne ; les seconds, en flétrissant et en frappant la race innombrable de ceux qui, en compromettant la santé du peuple, portent atteinte àsa viguour intellectuelle, et, en le trompant sans cesse, l'habituent à se payer de mots et pervertissent ce sens moral sans lequel les sociétés et les hommes s'affaissent et meurent.

XIII

Nous sommes au matin de la foire du bourg. Les boutiques s'installent, les cabarets se parent de la branche traditionnelle du houx, les paysans affluent de toutes parts, amenant avec eux bétail, femmes et enfants. Ceux-ci, ébahis et gênés aux entournures, dans leurs vêtements de fêtes, admirent les étalages tentateurs des marchands et supputent le nombre de *brioches*, de *gannôles* et de *macarons* que représentent les quelques sous qui sonnent au fond de leurs goussets. Pour ces fils de la nature, la boutique *à quatre sous* et le vieux pain d'épice de la fruitière offrent des attraits aussi irrésistibles que la pomme chatoyante de l'Eden aux yeux de notre gourmande aïeule.

Les gamins de la ville, qui, pour la circonstance, ont fait l'école buissonnière, se faufilent audacieusement entre les grands bœufs, se mêlent à la foule qui augmente sans relâche, épiant le moment propice où ils pourront exécuter quelque bon tour de leur métier.

Tout est bruit et tumulte ; les cris des animaux se mêlent aux voix des hommes ; les marchés se concluent, se dénoncent et se renouent à grands renforts d'exclamations et de poignées de main ; parmi toute cette foule houleuse, personne qui ne soit bruyant, affairé, saisi par l'ivresse qui se dégage de cette masse d'hommes et d'animaux.

Placée au centre du fouillis humain et le dominant de toute sa hauteur, une voiture recouverte d'une forte toile grise à rayures bleues ou roses tranche immobile sur le torrent vivant qui l'entoure, la contourne, la submerge presque, et heurte parfois de ses vagues pressées ses flancs épais et rebondis. Près d'elle et nonchalamment accoudé contre les brancards relevés, un homme assiste indifférent en apparence à tout ce qui se passe. Le babil en fausset des commères, les rires aigus des enfants, les éclats sonores de la voix des hommes, les appels monotones et nasillards des mendiants, les beuglements des bestiaux, les regards curieux qui se fixent sur lui, le bruit métallique de l'or lui-même, rien n'a le pouvoir de distraire son indifférence, d'éveiller sa curiosité, d'ébranler son calme.

Cependant et peu à peu, les rangs deviennent moins serrés ; quelques paysans — ceux-ci sont les sages ou les malheureux, — le parapluie de cotonnade rouge fixé aux reins par la corde de chanvre, sont déjà partis pour regagner leurs chaumières. La masse reflue vers les cabarets où coule à longs flots le vin et le cidre, versés par d'accortes et puissantes filles, hautes en couleurs et les bras nus.

Alors le personnage, jusqu'à ce moment immobile qui avait fixé notre attention, secoue son apparente torpeur. Assisté d'un ou de deux aides, il enlève fiévreusement la toile qui recouvre sa maison roulante. Les manches retroussées, ses acolytes frottent les cuivres, lavent les roues, brossent en tout sens la vaste machine, qui, sous l'effort de leurs mains habiles et entendues, retrouve le lustre des premiers jours. Troquant leurs vestes de travail contre un accoutrement de circonstance, et leurs torchons contre des instruments à vents et à cordes, les valets se hissent bientôt au faite du carrosse où en jupe courte, frangée d'argent, en corsage de velours doré largement entrouvert, trône déjà la compagne du silencieux observateur d'il n'y a qu'un instant. Pendant ces préparatifs, celui-ci a entrebaillé discrètement une porte dissimulée à l'arrière de la voiture et a disparu. Soudain la même porte livre passage à un magnifique Turc au merveilleux costume, au turban chargé de pierreries, à l'aigrette étincelante, aux bras nus ornés de bracelets, aux doigts couverts de bagues. Gravement le Turc enjambe le marchepied, se place sur le siège du devant de la lourde machine, élève la main et donne ainsi le signal d'un effroyable concert auquel se mêlent aussitôt les cris des animaux, les aboiements des chiens et les clameurs admiratives des enfants.

Au bruit discordant des cuivres en fureur, aux coups précipités de la grosse caisse, aux gémissements prolongés des cymbales, aux batteries vibrantes du tambour, à la vue de cette femme à la luxuriante poitrine, de ces hommes bariolés et de ce Turc resplendissant, la masse des paysans, abandonnant la dive bouteille, se précipite vers la place et l'encombre. Tous les yeux se fixent sur le Turc, qui sans dire un seul mot, montre de temps en temps à la foule un bocal contenant quelque fœtus, un livre présentant des planches anatomiques, une boîte remplie de plus de molaires et d'incisives que toutes les machoires de ceux qui le contemplent n'en ont jamais contenues.

Le peuple émerveillé regarde, chuchotte, s'entasse ; le charivari redouble et déchire les tympans. Tout à coup, le Turc fait un geste ; le bruit cesse. D'un regard que lui eût envié Neptune prononçant le *quos ego*, il embrasse la foule, l'enveloppe, la pénètre, la réduit au silence, la magnétise pour ainsi dire, puis, la sentant dans sa main, à sa dévotion, voyant toutes les têtes se pencher anxieuses, il daigne saluer, sourire et parler.

XIV

En considérant la splendeur de mon costume, peut-être, mesdames et messieurs, me prenez-vous pour l'ambassadeur de quelque grande puissance où pour un Prince en villégiature.

Détrompez-vous, je ne suis ni ambassadeur, ni prince, ni Russe, ni Anglais, ni Chinois, ni Tartare! Je suis Français, de France, né en France, de parents français. Oui, mesdames et messieurs, Frrrrançais! et je m'en fais gloire!! C'est dans ce pays, fier à juste titre de la force, de l'activité, de la noblesse et de l'intelligence de ses habitants que je suis né et où j'aurais voulu vivre toujours.

Mais, poussé par un invincible désir de voyage, j'ai à la fleur de mes années, quitté notre belle patrie pour parcourir le monde! Qu'allais-je donc chercher, dans mes courses vagabondes, aux quatre coins du globe? Etait-ce la gloire, la richesse, la puissance, les plaisirs, les aventures?

Voyageur vulgaire, avais-je simplement pour but d'inscrire mon nom au sommet de l'Himalaya, cette *montagne de la Chine,* haute de 32,343 *coudées*, où nul être humain n'est jamais parvenu? Non, mesdames et messieurs, ni la richesse, ni la puissance, ni l'inconnu ne me tentaient. Ce que je voulais, c'était attacher mon nom à quelque grande découverte; c'était retrouver les formules perdues de ces remèdes extraordinaires qui guérissent les maladies les plus invétérées, comme la rage, le mal de dents, les douleurs, la danse de Saint-Guy, les hypocondries, la surdité, le ballonnement du ventre, les affections du foie, celles du cœur, et qui font enfin, ô puissance incomparable, crever *les petits enfants qui ont des vers!* Ce que je voulais, c'était dévouer ma vie au soulagement des habitants des campagnes.

J'ai réussi !!! Trente années de luttes et d'efforts ont été couronnés de succès.

J'ai arraché ses secrets à la nature, et aujourd'hui *je règne* par la puissance de mon immense savoir.

Je règne ! Oui, mesdames et messieurs, ce mot n'est pas trop fort. En effet, j'opère sur l'humanité tout entière, et celle des campagnes en particulier; je ne compte plus mes succès; il n'y a pas une ville au monde où je n'aie mis mes connaissances au service des malheureux. Aussi de combien de bénédictions mon nom, que vous avez tous sur les lèvres, comme celui du plus grand docteur des pays barbares, musulmans, civilisés et athées, de combien de bénédictions, dis-je, ce nom n'est-il pas entouré !

Où êtes-vous, habitants de *Golconde* et de *Tambouctou*, citoyens de *Babylone* et de *Memphis*, qui me portiez en triomphe ? Et vous, rois magnanimes qui m'offriez vos couronnes et vos trônes, où êtes-vous ?

La distance, le temps, l'espace, les mers, nous séparent, hélas ! mais du moins je possède des preuves de votre munificence, et cet or, ces pierreries, ces décorations qui me couvrent, je te les présente, ô peuple ! en témoignage de la véracité de mes assertions.

Regardez-moi donc, mesdames et messieurs, regardez-moi bien, approchez-vous sans crainte, venez voir et admirer, non pas un de ces pauvres diables, charlatans efflanqués qui se montrent parfois sur les places publiques, et qui, sous le fallacieux prétexte de soulager vos maux, vous font payer fort cher des bouteilles d'eau claire et des paquets de chiendent ; mais le *célèbre docteur Florence-Georges-Gustave-Marie-Jean-Joseph-Népomu-*

cène Blaguafond, l'ami des rois de tous les pays d'Europe, d'Asie, d'Afrique, d'Océanie et d'autres régions qu'il serait trop long de vous énumérer! Grand de première classe en Espagne, lord en Angleterre, boyard en Russie, bey à Constantinople et à Téhéran; Sa Majesté le roi d'Honolulu me nomme *son maître* et le vieux de la montagne *son cousin!!*

Qu'ai-je donc fait, mesdames et messieurs, pour mériter avec de telles amitiés et des distinctions aussi rares, le titre glorieux de *Philanthrope universel et incomparable* qui m'a été décerné l'année dernière par la grande assemblée des savants du monde entier, réunis pour la circonstance dans l'île fertile de *Thébétenplain*, capitale des Amazones, ces indomptables guerrières qui mangent *leurs enfants mâles* avant d'aller au combat?

Peu de choses; rien, devrais-je dire pour les ignorants; mais un miracle pour les gens instruits, et j'aime à croire, *je crois*, *je sais*, *je dis*, *j'affirme*, *je jure*, que vous êtes du nombre, ô nobles habitants de ces fertiles campagnes!

Ce que j'ai fait, j'ai découvert cette plante incomparable, dont les feuilles broyées au moment de la nouvelle lune, par *la main des Vierges d'Orient*, guérit les maladies les plus horribles et prolonge la vie !

Cette plante, mesdames et messieurs, je la possède ici, dans ce coffre, sa vertn est merveilleuse, le suc qu'elle donne plus agréable mille fois que les liqueurs les plus vantées. Cette plante, c'est la panacée universelle si longtemps cherchée, que moi seul au monde je connais et que je distribue aux malheureux.

Mais combien la vendez-vous ? allez vous dire. Si ses propriétés sont aussi admirables, son prix doit être tel que pas un de nous, fût-il à l'article de la mort, ne pourrait ni ne voudrait se la procurer ! En effet, sa valeur est immense, et tout l'or de vos bourses ne saurait me dédommager de la perte d'une seule de ces précieuses feuilles de santé et de vie.

Il y a cinq ans, dans les déserts de l'Ukraine, je refusais une tonne d'or d'une pincée de ma poudre ; il y a deux ans à peine que sa gracieuse Majesté l'impératrice des Indes m'offrait la royauté d'une province entière si je voulais lui confier mon secret ! J'ai refusé ! !

Riche, puissant, je n'avais que faire de l'or du cosaque et de la province indienne, et peut-être, entraîné par l'orgueil, allais-je anéantir ma découverte, lorsque, d'un accord unanime, les savants du monde entier, comme je vous l'ai dit, me proclamèrent leur président d'honneur et me décernèrent le titre jusqu'alors inconnu de *philanthrope universel et incomparable* !!

A la nouvelle d'une distinction aussi flatteuse, mon orgueil fut vaincu ! Philanthrope, je résolus de passer le reste de ma vie à soulager les misères humaines, et, abandonnant mes *châteaux en Espagne* et mes *propriétés des bords de la Garonne*, je suis parti, escorté de ma seule compagne et de mes fidèles artistes, pour parcourir la France et guérir ses habitants en charmant leurs oreilles.

Ce suc précieux, mesdames et messieurs, je ne le vends pas, je le donne! Ce remède infaillible chanté par le grand poëte mantchou *Bis-tan-Klac*, dans un poême en 47,000 *vers d'une syllabe* ! Cette panacée qui guérit toutes les maladies des hommes, des femmes, des jeunes filles, des vieillards, des bêtes et des enfants, je vais vous en distribuer quelques flacons, au prix modique de 50 centimes, 10 sous, faible rétribution que je prélève pour m'indemniser des sommes considérables que j'emploie chaque année à payer les nombreux ouvriers qui préparent le verre qui contient le précieux breuvage.

Approchez-vous donc, mesdames et messieurs, venez, venez, faites-vous servir ! Voilllà le flacon merveilleux, incomparable, abracadabrant ! A qui le premier !!! 50 centimes, 10 sous ! Ne vous pressez pas, nobles insulaires ; prenez, prenez la file, et écoutez la délicieuse symphonie que ma noble compagne et les artistes qui l'entourent vont exécuter.

En avant la musique !

XV

Pendant que la musique fait rage et que les naïfs villageois jouent des coudes pour se rapprocher du charlatan et se fournir de la panacée qu'il débite ; terminons cette esquisse, déjà bien longue, par quelques réflexions qui en seront comme la moralité.

Et d'abord. ne croyez pas que cette harangue dans laquelle l'invraisemblable, l'audace, la naïveté, la suffisance, l'impudeur, l'ignorance et la faconde se disputent le premier rang ne soit qu'une boutade d'un esprit critique ou hargneux ; elle est vraie sinon dans les termes, du moins dans la forme et dans le fond. Ce discours d'un charlatan, relisez-le, et vous croirez l'avoir déja entendu ; étudiez-le et vous hausserez de nouveau les épaules aux redondances dont il fourmille, comme vous avez souri aux appels désespérés et bruyants, de la verve infernale des guérisseurs que vous avez pu rencontrer.

Depuis que j'ai pris la tâche de vous mettre en garde contre les rebouteurs et les charlatans, je n'ai rien avancé que je ne puisse prouver ; pour rester dans cette voie et montrer qu'on peut dire des choses aussi fortes que celles que j'ai mises dans la bouche de mon charlatan, je transcris au hasard deux ou trois des annonces que j'extrais d'un volumineux dossier que j'ai sous les yeux. Ce dossier je l'ai classé sous la rubrique suivante : *Charlatanisme et dégradation de l'art médical, Argot scientifique, Sociétés médico-chimiques autrement dit maisons de parfumerie, etc.*

Il est riche de plusieurs centaines de pièces ; je n'ai donc que l'embarras du choix. Je prends les deux ou trois premières que voici : (Journal *le Siècle*, du 24 mars 1860.)

Pour conjurer l'effet, allons droit à la cause !
Disons le hautement, soit en vers, soit en prose :
Quand votre peau glacée au flot qui s'évapore
Vient fermer brusquement ses innombrables pores ;
Quand l'expectoration subitement tarie
Implore vainement la muqueuse flétrie ;
Quand les bronches à l'air refusent le passage,
Qu'il faut pour respirer tousser et faire rage,
Pourquoi donc hésiter ? Au foyer intérieur
Hâtez-vous d'attiser l'*hydrogène* sauveur ;
Doublez, triplez la flamme, et du centre aux surfaces
La vapeur appelée aura fondu les glaces ;
Aux muqueuses roidies la vitale chaleur
Apportera bientôt la frémissante ardeur,
Dont le brusque ressort à leur état normal

Promptement les ramène en emportant le mal.
Tout le fleuve de la vie dans l'organisme entier,
Harmonieusement se remet à couler.
Où donc est le secret, le divin talisman ?
C'est de *Pierre Bichel la Tablette au safran !!!*

Laissons M. Pierre Bichel (de Bourg) et passons à M. C. Mansonnet, *médecin-oculiste*, ex-pharmacien-chimiste de la Faculté de Strasbourg, membre de plusieurs sociétés savantes, auteur d'un *tableau anatomi-cataractique* approuvé par la Faculté de Paris. Celui-là traite *à forfait* les maladies *épileptiques*, *syphilitiques* et *cutanées*, quelque chroniques quelles soient ; en huit jours, la leucorrhée ou fleurs blanches ! Les méthodes *homœopatiques*, *somnambulo-magnétiques* et *hydro-sudorifiques* lui sont parfaitement connues !

En bas de cette pancarte sur excellent papier, peut-être un peu fort cependant pour le seul usage dont il soit digne, se trouvent la signature et l'adresse.

Voici enfin la *pommade des châtelaines* ou l'*hygiène du moyen âge* de M. Chalmin. Elle est de la même famille que les feuilles broyées au moment de la nouvelle lune par la main des *vierges d'Orient*. « Ce remède, découvert par *Chalmin* dans un *manuscrit*, ce remède infaillible était employé par nos belles châtelaines du moyen-âge, etc. » Je vous fais grâce du boniment, et j'achève par ces lignes si justes et si vraies : « On ne confie une montre pour la raccommoder, dit Tissot, de Lausanne, qu'à celui qui a passé bien des années à étudier comment elle est faite et quelles sont les causes qui la font bien aller et qui la dérangent ; et l'on confiera le soin de raccommoder la plus composée, la plus délicate et la plus précieuse des machines à des gens qui n'ont pas la plus petite notion de sa structure, des causes de ses mouvements et des instruments qui peuvent la rétablir. »

Cette phrase devrait être inscrite sur les murs de toutes nos écoles ; car elle exprime une vérité qui, développée et bien comprise, garderait nos enfants, devenus hommes, non-seulement de cette faiblesse qui les pousse à remettre le soin de leurs corps aux charlatans, mais encore leur enseignerait à ne confier leurs intérêts moraux qu'aux hommes seuls que leurs études, leur vie, leur exemple et leur dévouement en rendent dignes.

FIN.

DESACIDIFIE
à SABLE : 1994

www.ingramcontent.com/pod-product-compliance
Lightning Source LLC
LaVergne TN
LVHW020045170826
845678LV00001B/437
* 9 7 8 2 3 2 9 6 1 7 6 5 7 *